# Dr Pierre BARNSBY

Ancien Externe des Hôpitaux de Paris
Médaille de Bronze de l'Assistance Publique

# TRAITEMENT

## DES

# ANÉVRYSMES ARTÉRIELS ROMPUS

## DES MEMBRES

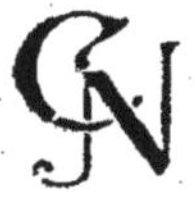

PARIS

C. NAUD, ÉDITEUR

3, Rue Racine

1902

## Dr Pierre BARNSBY

Ancien Externe des Hôpitaux de Paris

*Médaille de Bronze de l'Assistance Publique*

---

# TRAITEMENT

### DES

# ANÉVRYSMES ARTÉRIELS ROMPUS

## DES MEMBRES

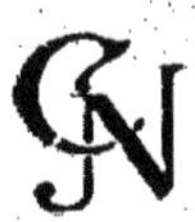

**PARIS**

**C. NAUD, ÉDITEUR**

3, Rue Racine

—

1902

A LA MÉMOIRE DE MON VÉNÉRÉ MAITRE

# LE PROFESSEUR POTAIN


A LA MÉMOIRE DE MON GRAND-PÈRE

# M. MAUDUYT

PROFESSEUR A L'ÉCOLE DE MÉDECINE DE POITIERS

# A M. LE PROFESSEUR AGRÉGÉ QUÉNU

### CHIRURGIEN DE L'HOPITAL COCHIN


## A MON PRÉSIDENT DE THÈSE

# M. LE PROFESSEUR POZZI

### CHIRURGIEN DE L'HOPITAL BROCA
### SÉNATEUR DE LA DORDOGNE

Que je remercie de l'honneur qu'il me fait en acceptant la Présidence de cette Thèse.

## A MES PREMIERS MAITRES DE L'ÉCOLE DE TOURS

## A MES MAITRES DES HOPITAUX DE PARIS

M. FAISANS, Médecin de l'Hôtel-Dieu.

(Externat 1899-1900).

M. le Professeur agrégé QUÉNU, Chirurgien de l'hôpital Cochin.

(Externat 1900-1901).

M. THIBIERGE, Médecin de l'hôpital Broca.

M. DARIER, Médecin de la Pitié.

(Externat 1901-1902).

M. le Professeur agrégé BAR, Accoucheur des Hôpitaux.

MM. MARFAN, TEISSIER, RÉNON, Professeurs agrégés de la Faculté.

MM. SUCHARD, LAUNAY, LAMY, LAFFITE, BOULLOCHE, RENAULT, L. TISSIER.

*Hommages respectueux et souvenir reconnaissant.*

Je remercie également mon ami le Dr MERCIER, de Tours, et le Dr René MONOD,

MM. BRODIER et MACÉ, anciens Chefs de Clinique à la Faculté, et M. ROBINEAU, Chirurgien des Hôpitaux, qui a été pour moi un Maître et un Ami, et pour qui je conserve la plus affectueuse reconnaissance.

# INTRODUCTION

Nous nous proposons d'étudier le traitement des anévrysmes artériels externes rompus, et en particulier de ceux des membres.

La rupture du sac constitue avec la gangrène, la complication la plus grave qui puisse survenir au cours de l'évolution des anévrysmes.

S'il s'agit d'un anévrysme interne, c'est un accident mortel, échappant à toute thérapeutique. Les anévrysmes externes, plus accessibles, peuvent se rompre sans mettre immédiatement la vie du malade en danger : ils sont justiciables d'un traitement chirurgical, nécessaire si l'on envisage les conséquences redoutables qui résultent de la rupture.

Ces conséquences varient suivant le siège de la tumeur, suivant la région où se fait l'épanchement sanguin, et suivant le mode de rupture.

Les anévrysmes voisins d'une articulation peuvent, après usure de la capsule et des ligaments, s'ouvrir dans la synoviale, il en résulte la formation d'une hémarthrose et des désordres articulaires graves.

Tous peuvent se rompre au dehors, ou dans le tissu cellulaire : ce sont là les cas les plus intéressants au point de vue chirurgical.

La rupture peut se faire lentement ou brusquement : dans le premier cas, le sac aminci au maximum se fissure et laisse écouler dans le tissu cellulaire de petites quantités de sang, qui s'enkyste, forme un hématome limité, véritable diverticule du sac.

Quand l'ouverture se fait à l'extérieur, elle est précédée par l'inflammation du sac ou par des troubles trophiques de la peau, distendue par la tumeur sous-jacente : l'hémorragie est peu abondante, parfois intermittente au moins au début.

Dans les ruptures brusques au contraire, le sac se déchire sous l'influence d'un traumatisme, d'un effort, d'une tentative de traitement, flexion, compression, ligature, parfois sans cause connue; le sang s'infiltre rapidement et abondamment dans le tissu cellulaire : « il se forme un hématome diffus semblable à ceux qui succèdent aux ruptures artérielles. C'est là un accident d'une extrême gravité qui entraine la gangrène dans la grande majorité des cas ».

Enfin, c'est l'hémorragie rapidement mortelle quand la peau amincie se déchire, et que la rupture se fait brusquement à l'extérieur.

Telles sont les conséquences de cette redoutable complication. On a voulu autrefois y voir, dans quelques cas, un mode de guérison; ce qu'on peut dire, c'est qu'abandonnés à eux-mêmes, les anévrysmes rompus amènent la mort par hémorragie, suppuration ou gangrène. D'où la nécessité d'une intervention rapide, si l'on veut sauver le malade, ou lui épargner l'amputation d'un membre.

Notre intention est d'étudier les différents modes de traitement qui ont été appliqués dans ces cas. Nous avons rassemblé le petit nombre de faits connus ; nous avons analysé les résultats fournis par chaque méthode, et nous les avons comparés, pour en tirer des conclusions relatives au choix du meilleur traitement applicable aux anévrysmes rompus des membres.

L'idée de ce travail nous a été donnée par notre maître M. le D<sup>r</sup> Quénu, qui, en l'espace de quelques années a opéré avec succès par l'extirpation du sac, trois cas d'anévrysmes externes rompus.

Aussi tenons-nous à remercier publiquement le maître pour qui nous conservons de la reconnaissance et de l'admiration, en le priant d'agréer l'hommage de notre profonde gratitude pour l'intérêt dont il n'a cessé de nous donner tant de preuves bienveillantes.

# HISTORIQUE

Presque toutes les méthodes de traitement des anévrysmes ont été employées dans le traitement des anévrysmes externes rompus.

Il est certain que la rupture est un accident relativement rare en présence duquel on a cherché à employer les méthodes qui donnaient dans les cas ordinaires les meilleurs résultats.

Aussi nous a-t-il paru intéressant, avant d'entrer dans l'étude des observations, de citer l'opinion des auteurs qui ont étudié cette question afin de voir quelle évolution a subie ce traitement, de voir ce qu'il était et ce qu'il est devenu grâce aux progrès de l'asepsie et de la chirurgie en général.

Les auteurs du Compendium (1) ne donnent aucune indication franche concernant la rupture des anévrysmes. Parlant de la ligature ils disent : « Il y a pourtant des cas où l'on devrait lui préférer la méthode ancienne, ce sont ceux dans lesquels la tumeur est très volumineuse, et recouverte par la peau rouge et amincie qui annonce l'imminence de la rupture du sac. »

Paul Broca (2) dans son ouvrage dit : « Les anévrysmes rompus dans les chairs avec infiltration sanguine de tout

(1) *Compendium de chirurgie pratique*, 1832, t. II.
(2) P. BROCA. — *Des anévrysmes et leur traitement*, 1856.

le membre réclament l'amputation. Dans certains cas cependant, on doit tenter la compression ou la ligature avant de se décider à sacrifier le membre.

Les anévrysmes rompus à l'extérieur avec hémorragie peuvent suivant les cas, suivant le degré et le volume de la tumeur, suivant l'état des forces du malade, etc., réclamer l'application de la méthode ancienne, ou la compression indirecte avec incision du sac et tamponnement au perchlorure de fer, ou enfin l'amputation. La méthode d'Anel offre peu de chances de succès, mais quand l'anévrysme occupe le pli de l'aine, par exemple, il faut commencer par lier l'iliaque externe, après quoi on tient le malade en surveillance; si l'hémorragie continue ou reparait, on doit, sans hésiter, appliquer la méthode ancienne, devenue praticable grâce à la ligature supérieure. »

Et plus loin, « l'amputation est la seule opération dans les cas de rupture dans une articulation. »

Richet (1) déclare que dans les cas où il y a menace de rupture et dans ceux ou déjà le sang filtre à l'extérieur par une fissure du sac, il faut ou faire la ligature au-dessus et au-dessous de la tumeur, à laquelle suivant les cas, on devra ou on ne devra pas toucher; ou bien opérer par la méthode ancienne, c'est-à-dire ouvrir la tumeur et lier au-dessus et au-dessous.

Pour Le Fort (2) : « La ligature comme la compression indirecte réussissent dans des cas tout à fait exceptionnels et l'on est souvent obligé d'en venir à l'ultima ratio de la chirurgie, l'amputation.

---

(1) *Dictionnaire de méd. et de chir. pratiques.*
(2) *Dictionnaire encyclopédique des Sciences méd.*

C'est une ressource de nécessité dans certains cas d'anévrysmes diffus largement étendus dans lesquels le sang s'infiltre dans toute l'épaisseur du membre, surtout lorsque l'apparition de phénomènes inflammatoires fait craindre de voir l'inflammation s'emparer d'une vaste poche renfermant d  caillots difficiles à évacuer et un liquide facilement putrescible dans ces circonstances.

Mais l'amputation n'a jamais été et ne sera jamais un procédé thérapeutique; elle peut sauver la vie du malade : elle ne guérit pas sa maladie; jusqu'à présent la ligature faite le plus près possible du point lésé est la méthode qui paraît la plus susceptible de donner des guérisons. Peut-être, la ligature faite, serait-il bon d'ouvrir la poche et d'évacuer les caillots qui, suivant toute probabilité, se ramolliront et détermineront autour d'eux une inflammation dangereuse. Ce serait du reste, le meilleur moyen d'éviter une hémorragie consécutive, si l'ouverture de la poche était ultérieurement nécessitée par l'inflammation; car au moment de la ligature, la circulation collatérale est encore peu développée et le travail de réparation qui s'effectuerait dans les parties circonscrivant l'anévrysme, pourrait faire obstacle à l'hémorragie lors du rétablissement du cours du sang dans les branches artérielles qui viennent s'y distribuer. »

Follin (1) à propos des anévrysmes poplités : « Si l'on suppose que la déchirure du sac soit peu étendue et qu'il y ait peu de sang épanché, si la compression de l'artère arrête tout battement dans la tumeur, on doit faire la ligature.

Si la compression de l'artère ne change rien au volume

_______

(1) *Traité de Pathologie externe*, t. II 1867.

énorme de la tumeur, si toute pulsation a depuis longtemps cessé; si les téguments sont tendus et livides, si le membre est refroidi, l'amputation est la seule chance de salut. »

Holmes (1) en 1874, préconisait l'incision rapportant un cas où elle fut suivie de succès dans le traitement d'un anévrysme rompu de la cuisse.

Barwell (2) déclare que « lorsque l'anévrysme grossit rapidement pendant que les parois s'amincissent, de sorte que la rupture devient imminente, la ligature peut offrir et offre souvent la seule chance de salut; il est vrai ajoute-il, que l'amputation peut ensuite être nécessaire et que le malade doit ainsi subir une deuxième épreuve plus ou moins dangereuse, mais l'existence peut être conservée. »

Et plus loin, « si l'anévrysme rompu siège sur un membre, c'est à l'amputation qu'on aura recours, c'est le mode d'intervention le plus propre à sauver l'exist... e du malade. »

Ainsi la compression, la ligature, l'incision, ont été préconisées et appliquées avec plus ou moins de succès dans le traitement des anévrysmes externes rompus. La méthode ancienne, l'incision, en particulier est indiquée par presque tous les auteurs. Mais les désastres déterminés par la suppuration, et la gravité de la rupture, étaient tels que pendant longtemps l'amputation a été la seule chance de salut offerte au malade.

Depuis les progrès de l'antisepsie et de l'asepsie, le traitement des anévrysmes externes s'est perfectionné. La

_______________

(1) Holmes. Lecture on the Surg-Treatment of aneurysm. *British Méd. J.* 1874.
(2) Barwell. *Encyclopédie internationale de chirurgie.* t. III, 1884.

mortalité de la rupture et de l'incision a diminué de moitié. L'extirpation du sac, a été remise en honneur principalement depuis les travaux de Delbet, et les discussions qui ont eu lieu dans les sociétés savantes en France et à l'Etranger, à tel point qu'aujourd'hui elle est considérée par tous les chirurgiens comme la méthode de choix.

Dans ces dernières années cette méthode a été étendue aux anévrysmes rompus. Déjà en 1879 Delorme, (1) à propos des anévrysmes de la pédieuse préconisait l'extirpation dans les cas de rupture imminente : « après avoir exercé une compression sur la fémorale, on fendrait le sac puis on lierait les bouts supérieurs et inférieurs ainsi que les branches collatérales qui naissent du sac : si cela était possible (anévrysmes spontanés) on abraserait par une dissection méthodique la poche anévrysmale. »

Delbet (2) dans sa statistique de 1889 rapporte un seul cas, que nous citons plus loin, où cette méthode fut employée; « c'est une opération héroïque, dit-il, capable de réussir dans des cas où toutes les autres méthodes échoueraient facilement. »

Quénu (3) en 1893 opère le premier cas d'anévrysme de l'Iliaque externe rompu en employant l'extirpation du sac. Il présente son malade à la Société de chirurgie. C'était un homme alcoolique et syphilitique, porteur de deux anévrysmes siégeant l'un sur l'artère Iliaque externe du côté droit, l'autre à l'origine de la fémorale gauche. La tumeur de la fosse iliaque droite était volu-

---

(1) DELORME. Gaz. Hebdomad de Paris. 1879
(2) DELBET. Traitement des anévrysmes externes. 1889
(3) QUÉNU. Société de chirurgie. Nov. 1893.

2

mineuse, recouverte par la peau rouge et menaçait de se rompre. Il demande à ses collègues leur avis au sujet de l'intervention chirurgicale. Il se range à l'avis de la minorité, et opère son malade.

Depuis, plusieurs observations ont été publiées; Delbet en rapporte trois cas en 1895.

Telles sont les méthodes employées dans le traitement des anévrysmes rompus des membres.

Nous ne parlerons pas de la compression, bien qu'elle ait pu donner quelques résultats heureux. Personne nous le croyons, ne songerait aujourd'hui à recourir à cette méthode de traitement, dont un des principaux dangers est justement la rupture du sac.

Nous nous occuperons de la ligature, de l'incision et de l'extirpation. Pour juger de la valeur de ces méthodes, nous comparerons les résultats donnés par chacune dans les observations que nous avons pu recueillir.

Nous sommes à une époque où la suppuration due à l'acte opératoire est exceptionnelle; où la longueur et la difficulté des opérations n'arrêtent plus le chirurgien et où par conséquent on peut juger une méthode de traitement uniquement d'après les avantages qu'elle donne au malade.

# ANÉVRYSMES ROMPUS
# TRAITÉS PAR LA LIGATURE

## Observation I

### Anévrysme diffus de la région poplitée

(Bourguet d'Aix. — *Gazette des Hôpitaux*, 1862, p. 134)

G., 34 ans, porteur depuis 3 ans d'une grosseur du creux poplité droit. A la suite d'un violent effort, douleur vive dans le jarret, augmentation de volume considérable de la tumeur. Entré à l'hôpital 15 jours après. — Diagnostic : Anévrysme diffus du creux poplité. La tumeur remontait à 4 ou 5 travers de doigt, au-dessus du pli du jarret et descendait à 9 travers au-dessous. Le lendemain, on commence plusieurs séances de compression digitale et indirecte pendant une durée de 8 à 9 heures par jour.

Insuccès. Douleurs vives. La tumeur augmente.

Application du compresseur mécanique de Broca pendant 8 jours.

Augmentation persistante de la tumeur; apparition de plusieurs phlyctènes au dos du pied et sur la partie supérieure et externe du genou.

Ligature de la fémorale à la pointe du triangle de Scarpa.

Affaissement de la tumeur. Amélioration.

Douze jours après, apparition d'escharres à la partie inférieure et interne de la cuisse et vers le milieu du creux poplité. Élimination spontanée de caillots passifs et actifs. Hémorragie secondaire. Ligature avec grande difficulté des 2 bouts de la poplitée.

Gangrène de la jambe. Mort.

## Observation II

### Anévrysme poplité diffus consécutif

(TILLAUX. — *Gazette des Hôpitaux*, 1864, p. 439.)

X., 64 ans, porteur d'un anévrysme de la grosseur d'un œuf de poule dans le creux poplité droit. Éprouva à la suite d'une chute une sensation de déchirement et une douleur très vive au niveau du genou. Immédiatement un gonflement considérable envahit toute la région poplitée.

À son entrée à l'hôpital, on trouvait une tumeur diffuse occupant toute la partie postérieure et latérale de la jambe droite depuis le creux poplité jusqu'au 1/3 inférieur, ayant tous les signes d'un anévrysme rompu.

La tumeur présentait deux bosselures latérales, dont l'externe était rouge, chaude, manifestement enflammée. On sentait au toucher qu'une très mince épaisseur de tissus séparait le doigt de la masse sanguine. Il y avait à craindre une perforation imminente.

Tillaux employa d'abord la compression indirecte, non pas comme moyen de guérison, mais comme moyen préparatoire à la ligature de façon à dilater les collatérales et à prévenir ainsi la gangrène, toujours à redouter dans les cas de ce genre. Quatre heures de compression furent faites pendant 3 jours. La tumeur augmenta de volume. Tillaux pratiqua alors la ligature de la fémorale à l'anneau du troisième adducteur.

Aucun phénomène anormal ne survint au-dessous de la ligature; mais l'opération fut le point de départ d'un phlegmon diffus qui emporta le malade le septième jour.

## Observation III

### Anévrysme diffus de la fémorale

(MOLLIS. — *Gazette médicale de Lyon*, 1866, t. XVIII.)

Le 7 décembre 1865 entre à l'Hôtel Dieu, dans le service du

Dʳ Laroyenne, une femme de 70 ans, présentant à la partie supérieure de la cuisse gauche une tumeur du volume d'une tête d'enfant, s'étendant de l'anneau du grand adducteur à trois centimètres de l'arcade crurale et comprenant à la partie supérieure les 3/4 de la circonférence de la cuisse.

La malade racontait qu'elle avait depuis longtemps une tumeur du volume d'un œuf, indolore, qui s'était accrue subitement quatre jours auparavant.

Diag. : Anévrysme artériel rompu spontanément.

On essaye la compression digitale : on fait trois séances très douloureuses. — Application d'un bandage roulé autour du membre : Douleurs intolérables. La malade enlève elle-même son bandage et est prise le soir d'accidents graves, de syncope. La peau de la cuisse était de plus en plus tendue.

Laroyenne pratique immédiatement la ligature de l'iliaque externe. Les douleurs se calment ; le membre reste chaud. Mais la malade meurt d'anémie profonde le lendemain.

## OBSERVATION IV

### Anévrysme diffus de l'artère fémorale profonde

(BRADLEY. — *British med. journal*, 1877, t. II, p. 810,

(Cité in Delbet, 1889)

X., 37 ans, entre à l'hôpital de Manchester, le 18 juillet, porteur d'un anévrysme artériel circonscrit à la partie interne du triangle de Scarpa ; application de la bande d'Esmark, suivant la méthode de Reid. L'anévrysme était si près de la racine de la cuisse que les derniers tours de bande pressèrent sur la tumeur, et c'est à ce fait que l'auteur attribue la rupture du sac qui se produisit. La bande enlevée, la tumeur était plus dure. Le lendemain, elle avait augmenté de volume et la peau était si tendue que M. Bradley lia la fémorale commune immédiatement sous le ligament de Poupart. Les pulsations cessèrent momentanément au niveau de la tumeur pour reparaître les jours suivants. Une deuxième ligature fut faite à la soie, dans le cas où la première faite au catgut aurait lâché. Cette fois encore les pulsations reparurent après un arrêt temporaire. M. Bradley amputa alors le membre juste au-dessus de l'origine de la fémorale profonde.

L'anévrysme était bien diffus et siégeait sur la circonflexe externe. La fémorale superficielle était parfaitement saine suivant le côté externe du sac, ce qui explique le retour des pulsations.

Le malade eut dans la suite une hémorragie secondaire et mourut de pyohémie.

### OBSERVATION V

**(BRYANT. — *Transactions of the Path. Soc. of London*, 1877)**

(Cité in Delbet, 1889)

Anévrysme de la fémorale commune, traité par la flexion.
Rupture du sac.
Ligature de l'iliaque externe.
Mort d'embolies viscérales multiples.

### OBSERVATION VI

**(HULL. — *Philadelph. Med. Times*, 1877)**

(Cité in Delbet, 1889)

Anévrysme de la fémorale, traité par la ligature de l'iliaque externe.
14 jours après, rupture du sac.
Hémorragie: Ligature des fémorales superficielle et profonde.
Mort d'hémorragie.

### OBSERVATION VII

**(W. CHEEWER. — *Med. and Surg. Philadelph.*, 1877)**

(Cité in Delbet, 1889)

Anévrysme de la fémorale : Rupture du sac.

— 23 —

Ligature dans le sac : Hémorragie secondaire.
Ligature dans le triangle de Scarpa.
Mort de pyohémie.


## OBSERVATION VIII

*(St-Georges Hospital Rep. 1879, p. 158)*
(Cité in Delbet, 1889)


Anévrysme de la fémorale.
Rupture du sac : compression élastique. — Echec.
Ligature de la fémorale : Gangrène, amputation, mort.


## OBSERVATION IX

### Anévrysme poplité diffus

*(Baker M. — Lancet, London, 1884, t. I)*

X..., 35 ans, porteur d'un anévrysme du creux poplité droit du volume d'un œuf de pigeon. A la suite d'un faux pas, le malade éprouve une violente douleur.

A son entrée à l'hôpital, on trouve une tumeur pulsatile occupant tout le creux poplité droit. La jambe est le siège d'un gonflement marqué.

Essai de compression. Echec.

Ligature de la fémorale à la pointe du triangle de Scarpa, et section de l'artère entre deux ligatures. Cessation des battements dans la tumeur; diminution progressive du gonflement de la jambe. Pas de troubles de la sensibilité.

Guérison.


## OBSERVATION X

*(Weiss. — Revue Médicale de l'Est, 1888, t. XX (Résumée)*

Anévrysme poplité traité sans succès par la méthode de Reid. A la suite d'une séance de compression, accroissement notable de la tumeur qui double de volume.

On constate tous les signes d'un anévrysme rompu. Le genou est de plus fléchi et ne peut être redressé sans d'atroces douleurs.

Le 28 juillet, on pratique séance tenante la ligature de la fémorale un peu au-dessus de la pointe du triangle de Scarpa.

Disparition des battements de la tumeur.

Quinze jours après, celle-ci avait notablement diminué de volume. Pas de réapparition des battements.

La tumeur est fluctuante en un point et dure partout ailleurs. Il existe sur la face supérieure des orteils quelques phlyctènes, mais la circulation paraît assurée dans la jambe et la peau présente partout une couleur normale. Douleurs assez vives néanmoins tout le long du membre.

Le malade est revu un mois après : état satisfaisant, tumeur en voie de régression, quoique très lente.

Le 15 octobre, le malade commence à marcher avec des béquilles.

Le 28, le volume est encore celui d'une petite orange ; les mouvements du genou sont encore limités.

Le 26 novembre, persiste encore une douleur dans le gros orteil.

## OBSERVATION XI

### Anévrysme poplité rompu

(ANDERSON. — *British Medical Journal*, 1890, t. I, p. 17)

(Cité in Delbet, 1895)

X..., 61 ans, ayant remarqué depuis un an, la présence d'une tumeur pulsatile dans le jarret droit. Au cours d'une promenade, le malade fut prise subitement d'une violente douleur dans la jambe. A son entrée à l'hôpital, on fait le diagnostic de rupture anévrysmale. Il existait une large ecchymose à la partie supérieure du mollet ; la jambe était le siège d'un gonflement très marqué ; la tibiale était à peine perceptible au niveau du cou de pied.

L'artère fémorale fut liée à la pointe du triangle de Scarpa et coupée entre deux ligatures.

La plaie se cicatrise en 10 jours sans suppuration.

L'anévrysme cesse de battre, mais l'hématome persiste ; et comme au bout de six semaines il n'avait pas diminué de volume, on fit une incision qui permit d'évacuer une masse considérable de sang noir et de caillots. La plaie guérit par bourgeonnement. La malade était complètement rétablie trois mois après son entrée à l'hôpital.

## OBSERVATION XII

### Anévrysme diffus de l'artère fémorale gauche

(LECLERC. — *Archives de Médecine navale*, 1886)

X..., créole blanc de la Guadeloupe, officier d'administration, 46 ans, entre à l'hôpital militaire de Basse-Terre (Guadeloupe), le 25 janvier 1885. Porteur d'un anévrysme diffus consécutif de l'artère fémorale gauche, il est débarqué d'urgence du paquebot qui le transportait de la Guyane en France.

En novembre 1884, début d'un anévrysme artériel au niveau de l'angle inférieur du triangle de Scarpa du côté gauche. La tumeur acquiert vite la grosseur d'un œuf de poule.

Le 20 janvier 1885, à la suite d'un coup de roulis en mer, sensation de déchirure au niveau de la tumeur anévrysmale : crampes et douleurs vives ; peau luisante et tendue au niveau du triangle de Scarpa.

La tumeur envahit peu à peu toute la partie supérieure de la cuisse.

Le 25, ecchymoses noirâtres aux parties déclives de la cuisse, et quelques marbrures de même couleur sur la face antérieure de la tumeur ; l'œdème s'étend jusqu'à l'anneau du troisième adducteur.

Le malade entre à l'hôpital le 25 février.

Les 26 et 27, douleurs et crampes très vives ; ecchymoses noirâtres plus étendues ; tendance au refroidissement.

On pratique la ligature de l'iliaque externe.

Suites opératoires bonnes ; Affaissement progressif de la tumeur anévrysmale ; le travail de résorption de l'épanchement sanguin suit une marche régulière, constatée par la mensuration du membre.

Guérison.

## OBSERVATION XIII

### Anévrysme diffus de la fémorale

(MACNAMARA. — *Lancet*. 1890, t. II, p. 1327)

(Cité in Delbet 1895)

J. B., 40 ans, ayant depuis longtemps une tumeur de la grosseur d'un œuf de pigeon dans l'aine droite.

8 jours avant son entrée à l'hôpital, la tumeur augmenta rapide volume. Un médecin porta le diagnostic d'abcès.

La tumeur siégeait dans le triangle de Scarpa et avait 4 pouces de diamètre ; la peau qui la recouvrait avait une couleur noirâtre. Tout le tiers supérieur de la cuisse était le siège d'un gonflement dur. Il y avait du refroidissement et un œdème léger du membre inférieur droit.

Les jours suivants, les signes de diffusion s'accusèrent.

On fit la ligature de l'iliaque externe.

Suites opératoires bonnes.

Mais trois semaines après, la tumeur augmenta de volume et présenta des signes d'inflammation. Pendant plusieurs jours élimination spontanée de caillots. Guérison.

## OBSERVATION XIV

(LAWSON. — *Lancet*. 1890, t. II, p. 281)

(Résumée)

Anévrysme de la fémorale superficielle dans le triangle de Scarpa, du volume d'une orange.

Compression mécanique. Rupture du sac.

L'anévrysme double de volume : œdème de la cuisse, douleurs dans le genou et la jambe.

On fait la ligature de l'iliaque externe : arrêt des pulsations
dans la tumeur, engourdissement du pied pendant quatre
jours.

Pas d'autres renseignements, si ce n'est que le sac n'a dimin.
que d'un tiers, deux mois et demi après l'opération et reste
dur.

## OBSERVATION XV

### Anévrysme diffus de la fémorale
### traité par la ligature antiseptique

(MOORHEAD. — *Med. Press. and. Circular.* London, 1881).
### XXXII. 512.)

X., 30 ans, porteur d'un anévrysme de la fémorale, rompu à la
suite d'un exercice violent.

Essai de compression digitale : douleurs vives.

Ligature de la fémorale à la pointe du triangle de Scarpa :
hémorragie secondaire.

Guérison, sans que la gangrène que l'on redoutait survint.

## OBSERVATION XVI

### Anévrysme de la fémorale
### traité par l'injection de Ferment de Fibrine
### et ensuite par la ligature de l'iliaque externe.

(SOUTHAM. — *Britsh. Med. Journal.* 1889)

(Cité in Delbet 1889)

Anévrysme du 1/3 sup. de la fémorale, injection de ferment
de fibrine.

Rupture du sac.

Ligature de l'iliaque externe. Guérison.

La ligature fut pratiquée le 26 novembre. Le 20 février la plus grande partie du sang épanché s'était résorbée. Il y avait peu de différence de volume entre les deux cuisses.

En mai le malade était complétement guéri et avait repris ses occupations.

## OBSERVATION XVII

### (SCRIBA. — *Deutsch. Für Chir.* 1885, t. XXII)
#### (Cité in Delbet, 1889)

Anévrysme inguinal. Rupture du sac survenue à la suite de la compression digitale et élastique.

Hémorragie grave.

Ligature de l'iliaque externe. Mort d'anémie, neuf heures après.

## OBSERVATION XVIII

### (MAC-CARTHY. — *Lancet* 1881, t. I)
#### (Cité in Delbet, 1889)

P.-G., 51 ans, fut soigné en 1879 pour un anévrysme poplité diffus du côté droit, traité par la compression digitale de la fémorale : cinq jours après, gangrène, amputation.

Actuellement entre à l'hôpital pour un petit anévrysme de l'axillaire gauche rompu.

On fait la ligature de la 3ᵉ portion de la sous-clavière.

Arrêt des pulsations dans la tumeur. Quatre jours après l'œdème du bras avait presque disparu, et la tumeur avait diminué de volume. Bientôt réapparition des battements. Le 21ᵉ jour douleurs vives dans la région axillaire. Extension de la tumeur; œdème du bras qui devient rouge; menace de rupture à l'extérieur. Suintement sanguinolent. Désarticulation de l'épaule. Mort.

### Observation XIX

## Anévrysme de la troisième partie
## de l'artère axillaire gauche.

(Marsh. — *Transact. Clin. Soc. London*, 1882. XV, p. 168)

(Cité in Delbet, 1889)

S.-G., 32 ans, ayant depuis 2 mois dans l'aisselle gauche une petite tumeur pulsatile, un peu douloureuse, du volume d'une châtaigne. Huit jours avant son entrée à l'hôpital, augmentation subite de volume, avec œdème du membre supérieur.

Le jour de son entrée le malade présente un œdème considérable de tout le membre supérieur gauche. Sur la paroi inférieure et externe du creux axillaire, débordant de 4 pouces sur la face interne du bras le bord inférieur du grand pectoral, on trouvait une tumeur dure par place, pulsatile, recouverte par la peau mince, tendue et noirâtre.

La compression de la sous-clavière diminuait le volume de la tumeur et supprimait les battements.

Le volume augmentant les jours suivants, on lie la 3ᵐᵉ portion de la sous-clavière.

Cessation des battements. Quinze jours après, légère augmentation de volume. La peau était rouge, tendue comme si la suppuration était imminente. Le bras était le siège d'un œdème dur surtout à la partie interne et postérieure. On avait la sensation d'une fluctuation profonde. Trois jours après, douleurs très vives. Hémorragie d'au moins un demi-litre par une petite ouverture au point le plus saillant de la tumeur : sang noir avec quelques caillots. Le lendemain nouvelle hémorragie moins abondante de sang rouge.

Désarticulation de l'épaule. Guérison.

## OBSERVATION XX

### Anévrysme diffus de l'artère iliaque externe

(TILLAUX. — *Société de Chirurgie*, 2 mai 1900)

T., 56 ans, entre en février dans le service de M. Tillaux.

Il présentait une énorme tumeur de la fosse iliaque gauche, du volume d'une tête d'adulte, rénitente, non mobilisable, mais animée de battements et laissant percevoir à l'auscultation un bruit de souffle. Le malade racontait que cette tumeur dont l'apparition remontait à un an, avait gardé longtemps de petites dimensions, n'occasionnant aucune espèce de gêne et ne s'accompagnant d'aucun trouble; lorsque dans ces derniers temps, ayant fait un effort violent, il ressentit aussitôt une vive douleur dans le côté gauche. En même temps, la tumeur se mit à croître rapidement jusqu'à atteindre le volume actuel.

Il s'agissait évidemment d'un anévrysme, probablement d'une des iliaques, qui d'abord bien limité, s'était fissuré sous l'influence d'un violent effort et s'était transformé en anévrysme diffus. « Je ne m'arrêtai pas un instant, dit M. Tillaux, à l'idée d'une extirpation et je songeai seulement à pratiquer la ligature du vaisseau lésé. Ayant donc ouvert le ventre sur la ligne médiane et m'étant assuré que l'anévrysme était développé aux dépens de la partie terminale de l'iliaque externe gauche et que ce dernier vaisseau et une partie de l'iliaque primitive étaient englobés dans la tumeur, je recherchai un peu plus loin l'origine de l'iliaque primitive à sa place habituelle, et je plaçai en ce point sur l'artère une ligature à la grosse soie. Immédiatement nous vîmes la tumeur s'affaisser d'une façon notable. »

Suites opératoires d'abord bonnes. Ni refroidissement, ni douleur, ni anesthésie du membre inférieur gauche. Mais peu à peu la tumeur augmenta de volume, présentant même de légers battements, sans bruit de souffle. Bientôt le malade maigrit, présentant de l'œdème du membre inférieur gauche, de la rétention d'urine (compression des veines et de la vessie); finalement il succomba trente neuf jours après l'opération.

A l'autopsie : poche anévrysmale développée aux dépens de l'iliaque externe, thrombose de la veine fémorale gauche.

La ligature avait été placée sur la partie terminale de l'aorte ; cette erreur involontaire ne fut pas d'ailleurs la cause de la mort.

## OBSERVATION XXI

### Ligature de l'iliaque primitive droite
### pour un anévrysme diffus de l'iliaque externe

#### Mort de pyohémie le 21ᵐᵉ jour.

(JOHN. W. S. GOULEY. — *New-York. Medical Journal*, 1885. t. 41)

MM. 22 ans, entre au Bellevue-Hôspital souffrant d'une tumeur pulsatile de la région inguinale et iliaque droite, s'étendant à quatre pouces au-dessus et deux pouces et demi au-dessous du ligament de Poupart, jusqu'à deux pouces à gauche de la ligne médiane.

Il y a deux ans le malade eut un traumatisme dans l'aine. Il y a 8 mois apparition de la tumeur qui acquit bientôt le volume d'un œuf de poule. En 2 mois elle augmenta au point de présenter quelque temps avant son entrée le volume indiqué plus haut.

La tumeur était douloureuse, pulsatile, soufflante. Les téguments étaient noirs et œdématiés : signes attribués à la rupture du sac anévrysmal.

Le 12 octobre augmentation de volume considérable, douleurs vives.

L'auteur propose de faire la ligature de l'iliaque primitive et ensuite l'incision du sac de façon à enlever les caillots.

Ses collègues refusent énergiquement le second point du traitement.

Opération le 12 octobre. Le malade est endormi à l'éther. Ligature de l'iliaque primitive ; arrêt des pulsations dans la tumeur.

Suites opératoires : diminution progressive du volume de la tumeur ; la peau prend une coloration meilleure. Mais bientôt la tumeur anévrysmale, commence à montrer des signes de rupture à l'extérieur; la peau est amincie et noire en bas et en dehors. Un sang noir poisseux suinte du sac en haut par une petite ouverture. Les tissus se gangrènent. Le malade présente des signes de septicémie; ulcération de la tumeur, le sac fait saillie; on achève cette énucléation avec le doigt qui circonscrit dans la plaie la partie invisible du sac. On enlève des morceaux de muscles sphacélés. Pas d'hémorragie. Mort 5 jours après de septicémie.

La tumeur était formée de deux sacs. Le premier du volume d'un œuf de poule, et un autre plus en dehors séparé du premier par une couche de caillots de deux pouces d'épaisseur.

Nous avons recueilli 21 observations d'anévrysmes rompus, traités par la ligature, soit d'emblée, soit après échec de la compression.

Ces anévrysmes siégeaient sur :

L'artère poplitée — 5.

L'artère fémorale — 12.

L'iliaque externe — 2.

L'axillaire — 2.

La guérison a été obtenue dans neuf cas.

Trois fois elle a été complète : observations IX, XII, XVI. Dans ce dernier cas toutefois, dans lequel l'auteur donne des dates, le malade, opéré le 26 novembre, n'était complètement rétabli qu'au mois de mai suivant, par suite de la lenteur de résorption de l'épanchement sanguin.

Il nous a paru intéressant de citer ici les remarques que l'auteur ajoute à la suite de son observation : « Le traitement des anévrysmes rompus, est toujours extrêmement difficile; on pouvait adopter dans ce cas plusieurs méthodes :

## Anévrysmes rompus traités par la Ligature

| Nᵒˢ | Indic. Bibliographiques | Siège | Méthodes employées avant ligature | Ligature | Résultats |
|---|---|---|---|---|---|
| 1 | Bourguet 1862........ | Poplitée .. | Compression. Echec | Fémorale ........... | Gangrène. Mort. |
| 2 | Tillaux 1864......... | Poplitée .. | Compression. Echec | Fémorale ........... | Phlegmon diffus. Mort. |
| 3 | Moquin 1866......... | Fémorale.. | Compression. Echec | Iliaque ext......... | Mort. |
| 4 | Bradley 1877........ | Fém. prof. | ................ | Fémorale........... | Amput. Mort. An. siégeait s. circonflexe. |
| 5 | Bryant 1877......... | Fém. com. | ................ | Iliaque ext......... | Mort d'emb. visc. multiples. |
| 6 | Hull 1877........... | Fémorale.. | ................ | Fém. sup. et prof. dans plaie ........... | Hémorragie. Mort. |
| 7 | Cheewer 1877....... | Fémorale.. | ................ | Ligat. dans plaie....... | Pyohémie. Mort. |
| 8 | St-Georges Hosp. 1879. | Fémorale.. | Compression. Echec | Fémorale ........... | Gangrène. Amp. Mort. |
| 9 | Baker 1884......... | Poplitée .. | Compression. Echec | Fémorale sup........ | Guérison. |
| 10 | Weiss 1888 ......... | Poplitée .. | ................ | Fémorale........... | Guér. Douleur persistante dans 1ᵉʳ orteil. |
| 11 | Anderson 1890....... | Poplitée .. | ................ | Fémorale ........... | Guér. luc. second d'hématome. |
| 12 | Leclerc 1886........ | Fémorale.. | ................ | Iliaque ext.......... | Guérison. |
| 13 | Macnamara 1890..... | Fémorale.. | ................ | Iliaque ext | Guérison. Elimin. des caillots. |
| 14 | Lawson 1890........ | Fémorale.. | ................ | Iliaque ext | Guérison. Sac reste gros. |
| 15 | Moorhead 1889...... | Fémorale.. | Compression. Echec | Fémorale ........... | Hém. second. Guérison. |
| 16 | Southam 1883....... | Fémorale.. | ................ | Iliaque ext......... | Guérison. |
| 17 | Scriba 1885......... | Inguinale . | ................ | Iliaque ext.......... | Hémorragie. Mort. |
| 18 | Mac. Carty 1881..... | Axillaire .. | ................ | Sous-clavière........ | Suppur. Désart. d'épaule. Mort |
| 19 | Marsh. 1882........ | Axillaire .. | ................ | Sous-clavière........ | 18 jours après Hémor. Désart. d'épaule. Guérison. |
| 20 | Tillaux 1900......... | Iliaque ext. | ................ | Iliaque primitive...... | Mort. Ligature invol. de l'aorte. |
| 21 | Gouley 1885......... | Iliaque ext. | ................ | Iliaque primitive...... | Gangrène. Septicémie. Mort. |

1° *La compression de l'artère au-dessus de l'ané-vrysme;* cette méthode a pu être employée dans plusieurs cas avec succès.

2° *Incision avec ligature dans la plaie (méthode ancienne);* cette méthode, recommandée par Holmes, aurait été très difficilement applicable ici, étant donné l'infiltration sanguine très étendue des tissus. De plus l'artère aurait probablement été trouvée malade et incapable de supporter la ligature.

3° *Amputation.*

4° *La ligature à distance au-dessus du sac.* — Cette méthode seule offrait quelques chances de salut. Le seul danger à craindre était la gangrène, à cause de la pression exercée par le sang épanché, sur la veine fémorale, sur les vaisseaux anastomotiques, pression pouvant empêcher la circulation collatérale de s'établir.

Le résultat a prouvé d'ailleurs que la circulation collatérale avait suffi pour assurer la vitalité du membre ».

Dans cinq cas, la guérison a été imparfaite, entravée par des accidents, ou ayant nécessité une intervention secondaire.

OBSERVATION X. — Apparition de phlyctènes. Le malade ne peut commencer à marcher qu'au bout de trois mois. La tumeur reste assez volumineuse, et il persiste une douleur vive dans le gros orteil.

OBSERVATION XI. — On dut secondairement inciser et évacuer l'hématome qui n'avait aucune tendance à se résorber.

OBSERVATION XIV. — La tumeur assez volumineuse

n'avait diminué que d'un tiers, deux mois après la ligature.

OBSERVATION XV. — Hémorragie secondaire.

OBSERVATION XIX. — La suppuration qui se produisit au niveau de l'hématome nécessita la désarticulation de l'épaule.

A côté de ces guérisons, nous trouvons 12 échecs, tous terminés par la mort.

Nous éliminons toutefois le cas de l'observation XX dans laquelle la ligature fut placée involontairement sur l'aorte. L'auteur ajoute cependant que cette erreur ne fut pas la cause de la mort ; il est probable que la ligature échoua, car quelques jours après la tumeur augmenta à nouveau de volume, et présenta des battements.

Dans les onze derniers cas, la mort survint à la suite de gangrène, d'hémorragie ; un malade mourut d'embolies viscérales multiples ; les autres de suppuration, de pyohémie. A la suite d'une de ces observations, Observation XXI, J. Gouley ajoute :

« Le mauvais résultat de ce cas ne fait qu'affirmer l'opinion que j'avais exprimée sur le traitement du sac, après ligature de l'artère. Je me rappelle ce cas plus heureux d'un soldat qui, en 1861, reçut un coup d'épée à la partie supérieure du bras gauche, et me fut amené quelques heures après avec une tumeur au niveau de la plaie de la grosseur d'un œuf de poule. Je diagnostiquai : plaie de l'artère humérale avec formation de caillots ; c'était le début d'un anévrysme diffus. La plaie était un peu au-dessous de l'insertion du grand pectoral, je fis une incision sur le trajet de l'humérale, les caillots furent enlevés, l'artère liée au-dessus et au-dessous de la plaie, et le segment intermédiaire réséqué. J'enlevai ainsi un « embryon d'anévrysme. »

La guérison fut rapide et complète.

Le point important de l'observation d'anévrysme diffus présentée ici est, il me semble, que si j'avais persisté dans mon intention d'ouvrir le sac, les chances de guérison eussent été beaucoup plus grandes, et que ce procédé si chirurgical, si simple, mérite d'être plus étudié qu'il ne l'a été jusqu'ici. Le malade avait un bon état général pour supporter cette opération. Il a succombé d'une pyohémie due à la masse des caillots en voie de décomposition retenus dans la plaie. »

Ainsi dans ces observations, la ligature appliquée au traitement des anévrysmes externes rompus, ligature faite suivant les procédés d'Anel et surtout de Hunter, donne sur 21 cas, 9 guérisons et 12 morts.

De cette étude, il ressort que nous retrouvons un certain nombre des reproches faits à cette méthode dans le traitement des anévrysmes ordinaires, et principalement la gangrène, l'inflammation du sac, la récidive, les guérisons imparfaites.

Mais dans les cas qui nous occupent, à côté de l'anévrysme il y a la rupture, c'est-à-dire la présence d'un hématome limité ou diffus avec ses conséquences graves, et il semble que ce soit là la cause principale des échecs ou accidents notés dans les observations. Pour la gangrène, il est difficile de se prononcer, car trois causes intervenaient dans les deux cas où elle est signalée : des tentatives de compression, la ligature, la rupture. Mais combien fréquents ont été les phénomènes inflammatoires au niveau de l'hématome, déterminant l'ouverture secondaire du foyer, des hémorragies externes, des suppurations graves nécessitant la désarticulation de l'épaule, ou entraînant la mort. Et cela même si nous mettons à part les observations antérieures à 1880 (Ob. I à VIII) date que nous prenons comme point de repère.

Si à côté des mauvais résultats, nous examinons les succès, on est frappé de la lenteur de la guérison dans certains cas, de la persistance de l'hématome, qu'on dut même inciser et évacuer secondairement.

# ANÉVRYSMES ROMPUS TRAITÉS
# PAR L'INCISION

## OBSERVATION XXII

(ANNANDALE. — *British. Med. Journal.* 1880, t. I, p. 587)

(In LABOFAU. — *Arch. Gén. de Médecine*, 1885)

W.L., 36 ans, entre le 26 novembre à New-Royal Infirmery. Il avait depuis sept ans un anévrysme du creux poplité droit. Il fut traité en Nouvelle-Zélande par la compression et la flexion, sans succès. On fit la ligature de la fémorale dans le triangle de Scarpa. Il guérit. Il persistait cependant une petite tumeur indolore, qui augmenta subitement de volume, à la suite d'un effort, et fut le siège de vives douleurs. L'examen fit porter le diagnostic d'anévrysme récidivé rompu.

Opération le 27 novembre. Incision; on arrive sur le sac rompu à sa face superficielle. On l'ouvre et on le vide des caillots qu'il contient. La poplitée fut liée au-dessus et au-dessous au catgut. Strictes précautions antiseptiques.

Le malade sortit le 10 janvier, et fut bientôt complétement rétabli.

## OBSERVATION XXIII

### Anévrysme poplité. — Rupture du sac par une exostose

(W.-H. CARROL. — *Med.-Rec.*, New-York, 1885, t. I)

(Cité in Delbet, 1889)

X., entre au Joseph's Hospital, porteur depuis 3 mois d'une tumeur du creux poplité, douloureuse dans la flexion de la jambe

A l'examen on trouvait en effet une tumeur ovalaire, du volume d'un œuf de pigeon environ, siégeant à la partie interne du creux poplité et présentant tous les signes d'un anévrysme artériel. Douze jours après son admission, le malade en s'asseyant éprouve une douleur brusque et très vive au niveau de la tumeur qui augmente considérablement de volume. On diagnostique rupture anévrysmale et on propose l'opération.

Le lendemain, le malade est endormi à l'éther; on fait une incision de six pouces de longueur dans le creux poplité. Les muscles étant rétractés, le sac est mis à nu et vidé d'une grande quantité de sang noir et de caillots. Il est ensuite complètement lavé avec une solution antiseptique. La fémorale est liée aux extrémités supérieure et inférieure du creux poplité, et une exostose située près de la bifurcation interne de ligne âpre du fémur, qui avait provoqué la rupture, est réséquée. — Guérison complète.

### OBSERVATION XXIV

(PUTIATYCKI (cas de Langenbeck). — *Inaugural Disser.*
Berlin, 1880;

(Cité in Delbet, 1889)

Anévrysme de la fémorale : Rupture dans l'articulation de la hanche.

Ligature de l'iliaque externe : Echec.

Incision du sac : Résection de la hanche. — Gangrène. — Désarticulation de la hanche. Mort.

### OBSERVATION XXV

### Anévrysme rompu de la fémorale

(KNOX. — *Glasgow. Med. Journal.* 1888, t. XXIX)

J. S., 39 ans, vient consulter à Glasgow Royal-Infirmery, en février 1887, souffrant d'un anévrysme situé au côté interne de la cuisse gauche à l'union du tiers moyen et du tiers inférieur. Le malade avait remarqué pour la première fois cette tumeur sept mois auparavant, et n'en souffrait pas, mais il avait constaté que peu à peu elle augmentait de volume. Un mois avant, il éprouva subitement une violente douleur dans la cuisse et dans le genou.

À son entrée, il présentait une tumeur du volume d'une orange environ, située dans le canal de Hunter, semblait-il. Le malade quitta l'hôpital pendant quinze jours ; à son retour, la tumeur avait changé d'aspect : son volume était considérable, elle occupait la plus grande partie du canal de Hunter et débordait dans le creux poplité. Pulsations nettes, douleurs vives, pas de changement de coloration de la peau, pas d'œdème de la jambe, ni du pied.

On temporisa ; mais deux semaines après, la tumeur avait augmenté légèrement de volume, la peau changeait d'aspect, les douleurs étaient vives, il y avait de l'engourdissement du membre, sans gonflement. Évidemment, l'anévrysme s'était rompu peu avant l'entrée du malade à l'hôpital, et le sang s'infiltrait dans les tissus.

Après consultation, on opère le 21 mars. On lie l'artère fémorale au-dessus du canal de Hunter sans ouvrir la tumeur. On essaie, sans y parvenir, de lier l'artère au-dessous ; alors on incise largement la tumeur : on enlève une grande quantité de caillots et de sang noir infiltré dans les tissus. Un jet de sang rouge vient du fond de la cavité. L'artère est liée au-dessus et au-dessous du sac, et le sang s'arrête de couler.

Suites opératoires bonnes. — Guérison.

### OBSERVATION XXVI

(YOUNG. — *Med. News*, 1891, t. LIX, p. 483)
(Cité in Delbet, 1895)

X., 48 ans, porteur d'un anévrysme de l'origine de la fémorale droite, rompu subitement à la suite d'un choc de voiture.

Quand il est amené à l'hôpital, cinq jours après la rupture, il y avait un début de gangrène de la jambe.

On fit la ligature de l'iliaque externe, l'incision de la tumeur et le nettoyage de la plaie. La gangrène continua et emporta le malade.

### OBSERVATION XXVII

## Anévrysme iliaque rompu. — Incision. — Mort

(BRADFORT. — *Boston, Med. and Surgical Journal*, 1891.
Vol. CXXV, p. 593)

X., est amené à l'hôpital souffrant dans la région inguinale droite. Cette douleur était survenue à la suite d'un effort violent; comme elle augmentait d'intensité, il dut s'aliter. Son médecin diagnostiqua appendicite, d'après le siège de la douleur et l'empâtement qu'il constatait dans la région. A l'entrée du malade, la cuisse droite était fléchie, et le moindre mouvement était impossible. Pas de fièvre. La palpation dénotait une large induration dans la fosse iliaque, sans fluctuation, sans battements ; elle éveillait une vive douleur qui empêchait un examen approfondi.

Le malade fut endormi et l'examen après anesthésie dénota les mêmes signes. On fit une incision suivant une ligne sus-jacente au ligament de Poupart : les muscles étaient congestionnés et le péritoine paraissait ecchymotique. L'ouverture de la séreuse donna issue à un certain nombre de caillots : la plaie fut agrandie et un énorme caillot en sortit, accompagné de sang rouge. Le diagnostic était évident, il s'agissait d'un anévrysme iliaque rompu.

Les caillots une fois enlevés, un jet de sang artériel de la grosseur de la radiale jaillit du fond de la plaie. On tamponna avec des éponges, et on fit la compression abdominale, qui arrêta l'hémorragie. De larges écarteurs abdominaux furent placés, qui permirent de se rendre compte du lieu de l'hémorragie, situé très profondément. On mit deux pinces : le sang s'arrêta. Toutes les tentatives faites pour placer des ligatures restèrent vaines ;

sans plus de succès on essaya de lier au-dessus et au-dessous, sans se rendre compte de l'obstacle. On laissa les pinces à demeure ; le malade était très faible, et mourut quatre heures après.

Autopsie : Anévrysme étendu de l'iliaque primitive jusque près de l'origine de la fémorale. L'iliaque interne émergeait du sac. Celui-ci s'était rompu, formant un large anévrysme diffus avec formation de caillots donnant cet empâtement dans la fosse iliaque. L'hémorragie venait de la rupture du sac, consistant en une petite fissure à sa partie inférieure.

OBSERVATION XXVIII

## Anévrysme diffus secondaire de l'artère iliaque externe

(ROUTIER. — Société de chirurgie, 1900)

X..., âgé de 64 ans, toujours bien portant jusqu'en 1898. A cette époque il se croit atteint d'incontinence d'urine ; il perdait son urine d'une façon continue. Croyant avoir affaire à une infirmité incurable, il s'était muni d'un urinal, quand un jour consultant son médecin, celui-ci lui montra qu'il était rétentionniste et après lui avoir méthodiquement vidé la vessie lui enseigna à se servir de la sonde.

Tout allait bien de ce côté, et la santé était redevenue parfaite, quand en janvier 1900, M. X..., commença à avoir des douleurs vagues dans la région sacrée, avec irradiations de ces douleurs surtout dans la cuisse gauche; on pensa à une sciatique.

Le malade pouvait néanmoins marcher. Au cours d'un voyage, le 2 mars, il fut pris subitement dans l'aine gauche d'une douleur si violente, qu'il dut se faire transporter de suite dans son hôtel. Un médecin mandé auprès de lui, mis au courant de ses troubles urinaires cherche du côté de la vessie, ne trouve rien et renvoie le malade chez lui.

Dès son arrivée, on constate un gonflement énorme de tout le membre inférieur gauche : on dit phlébite, on attendit.

Peu de temps après, son médecin habituel, le Dr Beaudouin, s'aperçut qu'il existait dans l'aine gauche une tumeur : c'est pour être mieux fixé sur la nature de cette tumeur qu'il me pria de voir son malade.

La tumeur était grosse, occupait la fosse iliaque gauche, débordait l'arcade crurale et envahissait le pli de l'aine; cette tumeur dure, irrégulière, bosselée, était pulsatile, et les pulsations larges et facilement appréciables étaient isochrones au pouls. On ne constatait pas d'expansion.

L'auscultation permettait de percevoir deux souffles systoliques. La fémorale au-dessous ne battait pas, et on n'entendait rien en auscultant sur la région qu'elle parcourt à la cuisse.

L'œdème des membres était encore très accentué et on ne percevait rien dans le creux poplité. La pédieuse, cherchée avec soin, ne battait pas; celle du côté opposé était au contraire facile à sentir.

Diagnostic : anévrysme diffus de l'iliaque externe; attribuant à une rupture d'anévrysme préexistant la douleur vive ressentie le 2 mars et l'œdème énorme qui avait suivi.

J'avais, bien entendu, examiné mon malade au point de vue vessie, prostate, intestin : l'examen fut négatif. Je conseillai une intervention chirurgicale.

Auparavant, je pris conseil de M. le Professeur Guyon, pour bien établir qu'il n'existait pas de contre-indications du côté des voies urinaires, et M. le Dr Rendu, voulut bien examiner le malade au point de vue médical, en insistant plus particulièrement sur l'état du cœur et des vaisseaux.

Nous fûmes d'avis d'opérer.

Le malade endormi et placé sur le plan incliné, je pratiquai une laparotomie pour lier l'iliaque externe. Ce fut laborieux, car la tumeur remplissait la fosse iliaque; je mis cependant l'artère à nu au niveau de la bifurcation de l'iliaque primitive, et à un centimètre et demi environ au-dessous de cette bifurcation je liai au catgut l'iliaque grosse et flexueuse, cependant assez souple.

Cela fait, je passai à la tumeur qui ne battait plus; je l'abordai par une large incision partant de la cuisse et remontant aux limites supérieures de la tuméfaction. J'ouvris un foyer capable de loger deux poings, rempli de caillots noirâtres, mous ; j'enlevai aussi quelques caillots feutrés, mais le sang coulait rouge, vermeil, artériel.

Je comprimai la fémorale très haut, ce qui parut arrêter l'hémorragie.

Je remplaçai la compression par une ligature portée très haut sous l'arcade crurale que j'avais sectionnée.

L'hémorragie persistait rouge, artérielle ; il me fut cependant possible de voir dans le fond de la plaie l'artère ouverte, fendue dans le sens de son axe, l'endartère tranchait par sa teinte jaune paille sur les tissus voisins, noirs, imbibés de sang : les bords de cette tunique étaient irréguliers, il me parut que la poche anévrysmale rompue, après rétraction, était grosse tout au plus comme une noix.

Il venait du sang artériel par en haut et en bas du sac ; je plaçai trois pinces, une en haut et deux en bas de la surface jaune qui représentait le sac ; le sang s'arrêta complètement. Mais il me fut impossible ou de songer à disséquer le sac, ou même de remplacer une pince par des ligatures : je laissai donc les pinces en place.

La plaie de la laparotomie fut recousue au crin de Florence ; je rétrécis la plaie anévrysmale par quelques points et je remplis la cavité qui persistait avec deux éponges et des compresses stérilisées.

Suites opératoires. — La température ne monte pas à 37° et le pouls ne dépasse pas 80, pour tomber vite à 60.

2ᵉ jour. — J'enlevai les pinces.

3ᵉ jour. — J'enlevai les éponges et compresses de la cavité anévrysmale ; et chaque jour je fis un pansement, heureux du résultat.

9ᵉ jour. — J'enlevai les points profonds de la plaie de laparotomie.

10ᵉ jour. — A 8 h. du soir, je fus demandé en toute hâte : le malade venait de s'engouer en buvant, et avait fait de tels efforts que les intestins étaient sortis sous le pansement.

On chloroformise le malade, on rentre les intestins et on refait les sutures.

Tempér. 37°. Pouls 70

Lendemain — Dysphagie intense. — Trismus. — Sueurs froides.

Mort à 8 h. du soir avec 38° de température de Tétanos.

TABLEAU II — Anévrysmes rompus traités par l'incision

| Nos | INDICATIONS BIBLIOGRAPHIQUES | SIÈGE | MÉTHODES EMPLOYÉES avant incision | INCISION | RÉSULTATS |
|---|---|---|---|---|---|
| 22 | Annandale 1880........ | Poplitée .. | ................. | Incision ............ | Guérison. |
| 23 | Carrol 1885.......... | Poplitée .. | ................. | Incision, lav. du sac .. | Guérison. |
| 24 | Putiatycki 1880........ | Fém. romp ds hanche. | ................. | Incision ............ | Gang. Désart. de hanche. Mort. |
| 25 | Knox 1888.......... | Fémorale . | Ligat. de l'iliaque ex. | Incision ............ | Guérison. |
| 26 | Young 1891.......... | Fém. com. | ................. | Incision ............ | Début de gang. avant inc. Mort. |
| 27 | Bradfort 1891........ | Iliaque ext. | ................. | Incision ............ | Hémorragie. Mort. |
| 28 | Routier 1900......... | Iliaque ext. | ................. | Incision ............ | Mort de tétanos le 10e jour. |

Les sept observations d'anévrysmes rompus, traités par l'incision que nous rapportons, concernent des cas siégeant sur :

L'artère poplitée — 2.

L'artère fémorale — 3.

L'iliaque externe — 2.

Nous trouvons 3 guérisons : OBSERVATIONS XXII, XXIII, XXV.

Dans l'OBSERVATION XXII, la rupture s'était faite au niveau d'un anévrysme récidivé après ligature ; et dans l'OBSERVATION XXV, l'auteur fait remarquer « l'extrême lenteur de la diffusion de l'anévrysme qui n'amena ni syncope, ni gangrène ».

Trois cas se sont terminés par la mort.

OBSERVATION XXVII. — Mort d'hémorragie.

OBSERVATION XXVI. — La rupture du sac avait amené un commencement de gangrène qui emporta le malade après l'opération.

OBSERVATION XXIV. — L'opération fut suivie de gangrène ; le malade mourut après avoir subi la désarticulation de la hanche.

Chez ce dernier malade toutefois, comme le dit Delbet « la mort est survenue dans de telles circonstances que l'opération ne saurait être incriminée ».

Quant à l'OBSERVATION XXVIII, nous l'éliminons, car le malade est mort du tétanos le 10ᵉ jour, et on ne peut savoir quel résultat l'opération aurait donné.

Routier fit d'ailleurs à la société de chirurgie les remarques suivantes à la suite de cette observation : « L'ouverture du sac, dont je me suis contenté faute de pouvoir extirper le sac était nécessaire, car la circulation s'y serait rétablie d'emblée. »

La rupture de l'anévrysme, ignorée du malade, avait permis à la circulation collatérale de se rétablir, et celle-ci était si complète que, non seulement il n'y a eu aucune menace de gangrène du côté du membre, mais encore qu'au moment où j'ai opéré, c'est-à-dire douze jours environ après ma première visite, deux mois sans doute après la rupture, l'artère fémorale avait repris ses battements.

Les tissus étaient si infiltrés, si denses, que je n'osai pas disséquer le sac; j'eus peur de blesser la veine, j'avais déjà eu assez de mal à en séparer l'artère iliaque externe dans le ventre. Mais j'avais tout lieu de croire que ce sac serait détruit par bourgeonnement, et c'est ce qui se produisait, car la cavité était réduite au volume d'une petite poire quand le malade succomba ».

Dans ces cas, tous postérieurs à 1880, la mortalité est relativement faible. Si nous éliminons les Observations XXIV et XXVIII, nous trouvons 2 morts pour 3 guérisons.

Dans un cas une hémorragie secondaire emporte le malade : c'est ce qu'on a reproché surtout à l'incision dans les cas ordinaires.

Il est prouvé que cette méthode n'amène pas la cure radicale de l'anévrysme ; mais elle a, au moins ici, l'avantage d'être le traitement de la complication. Elle permet l'évacuation de l'hématome ; elle supprime cette tumeur dont la résorption est si lente, et dont la présence entraîne les accidents que nous avons signalés à propos de la ligature.

On sait d'ailleurs qu'elle est la méthode de choix dans le traitement des ruptures artérielles.

# ANÉVRYSMES ROMPUS
## TRAITÉS PAR L'EXTIRPATION

### Observation XXIX

### Anévrysme iliaque droit rompu et inguinal gauche traités par l'extirpation. — Guérison

Quénu. — *Bullet. de l'Académie de Médecine. Déc. 1894. — Progrès Méd. 1894, p. 447)*

M. Quénu présente à l'Académie de Médecine un homme de 36 ans, syphilitique et alcoolique, opéré il y a juste un an le 5 décembre 1893 pour un volumineux anévrysme rompu de l'artère iliaque externe droite et seize jours plus tard, le 21 décembre, pour un anévrysme inguinal gauche (Fig. 1).

Les deux anévrysmes ont été traités par la méthode de l'extirpation : aucun accident fâcheux n'a suivi l'une ou l'autre des interventions.

Le début des deux tumeurs remontait à près de deux ans. La droite offrait le volume d'une tête de nouveau-né, occupait toute la fosse iliaque droite, dépassait en haut l'ombilic de quatre travers de doigt et plongeait en dedans, dans le petit bassin, ainsi qu'on put s'en assurer au cours de l'opération. La gauche, plus petite, était à cheval sur le ligament de Fallope.

La tumeur iliaque offrait tous les signes d'un anévrysme enflammé et prêt à se rompre. Le malade malgré toutes les instances hésitait à accepter l'opération et continuait sa profession d'acrobate : aussi pouvait-on s'attendre à ce qu'un jour la représentation du cirque fût dramatiquement interrompue.

Le malade s'étant enfin décidé, M. Quénu le présenta à ses

collègues de la Société de Chirurgie, le 29 novembre 1893, afin de leur demander leur avis sur la conduite à tenir.

Une petite minorité pencha pour l'intervention ; le mauvais état général, une lésion cardiaque probable, la dualité de la lésion et son étendue paraissaient aux autres créer de suffisantes contre-indications.

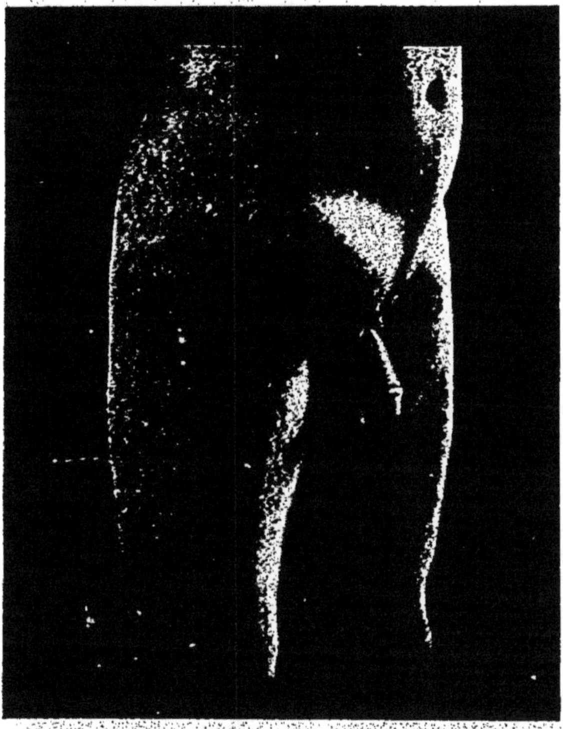

M. Quénu suivit l'avis de la minorité, et le 5 décembre il opère l'anévrysme iliaque. — Après avoir tracé une longue incision sur la paroi abdominale, et incisé cette dernière, il put décoller le péritoine et placer une double ligature sur l'iliaque externe, tout près de son origine. La dissection du sac fut très laborieuse à cause de ses adhérences aux muscles de la paroi abdominale. L'anévrysme s'était rompu et communiquait avec une poche renfermant un liquide louche et des caillots.

L'opération dura 1 heure 3/4. Il n'y eut à la suite aucun incident fâcheux et aucune menace de gangrène, à tel point que 15 jours après M. Quénu put entreprendre la cure de l'anévrysme inguinal en usant de la même méthode.

L'opération fut plus facile et ne dura qu'une heure 1/2. Il dut réséquer non seulement l'artère fémorale commune mais la fémorale profonde et la veine fémorale toute entière.

Les suites opératoires furent excellentes et le malade sortit parfaitement guéri.

### Observation XXX

### Anévrysme poplité rompu. — Guérison

#### (Hôpital Cochin (Obs. Inéd.)

O. F., 22 ans, cuisinier, entre le 27 novembre 1897, à l'hôpital Cochin, pour des douleurs dans la jambe droite avec impotence à peu près complète de ce membre.

Il exerce la profession très fatigante de maître-d'hôtel dans les grands express européens. Il est toujours debout et soumis à la trépidation incessante du train.

Il n'a jamais eu de maladie antérieure; ni syphilis, ni accidents d'aucune sorte. Les antécédents héréditaires ne semblent présenter rien d'intéressant.

Les troubles dont il se plaint actuellement remontent à deux ans. À cette époque, sans que le malade puisse assigner de cause au début de ces troubles, sa jambe droite commence à devenir douloureuse le soir et surtout après les journées où le travail avait été particulièrement pénible. Ces douleurs sourdes siégeaient dans le mollet. En même temps, celui-ci était augmenté de volume et dur. Ces phénomènes disparaissaient après une nuit de repos.

Un médecin, consulté, porte le diagnostic de varices internes. Le malade n'abandonne pas son métier et pendant deux ans environ ressentit ces phénomènes d'une façon intermittente.

Il y a deux mois, apparut dans le creux poplité droit, une grosseur qui devint rapidement très douloureuse et animée de battements très pénibles. A partir de ce moment-là, le repos ne soulageait aucunement le malade ; au contraire, il préférait marcher, car ses douleurs diminuaient par le mouvement. Ajoutons que la flexion et l'extension de la jambe devinrent vite impossibles et que le malade dut s'aliter. Il cessa son métier et entra à l'hôpital.

Etat actuel. — La jambe droite est en demi-flexion et rotation externe ; la cuisse n'est pas augmentée sensiblement de volume ; les saillies osseuses et les méplats du genou sont à peu près aussi accusés qu'à l'état normal. Le creux poplité n'existe plus ; il est remplacé par une surface légèrement bombée sillonnée de quelques veines bleuâtres. Le mollet est fortement augmenté de volume, blanc, tendu ; le cou de pied et le pied sont modérément œdématiés. A la palpation, la cuisse est normale, le creux poplité est dur, tendu, chaud ; on y sent un empâtement en masse plutôt qu'une tumeur. La palpation profonde éveille des douleurs assez vives, mais permet avec un peu d'attention de constater non pas des battements, mais une sorte de frémissement continu. Il n'y a pas de mouvements d'expansion ni de battements visibles.

L'auscultation au stéthoscope permet de constater un roulement continu. Le mollet est dur et douloureux ; le pied et le cou de pied sont également le siège d'un œdème dur, peu dépressible. Les mouvements de flexion et d'extension de la jambe sont à peu près nuls. Le malade ne peut s'appuyer sur cette jambe.

On porte le diagnostic d'anévrysme poplité rompu.

Opération le 4 décembre 1897.

L'artère poplitée est liée au-dessus et au-dessous du sac. La dissection est difficile, les tissus étant infiltrés de sang noir et de caillots.

La veine poplitée est réséquée.

Suites opératoires bonnes. Guérison.

## Observation XXXI

## Anévrysme poplité rompu

### (Quénu)

(Obs. inéd.)

X., ancien colonel, 71 ans, vient consulter M. Quénu en octobre 1899. Il fit lui-même l'histoire de sa maladie.

Il y a quelques mois, ayant souffert au niveau du creux poplité du côté droit, il avait consulté un chirurgien de province qui avait porté le diagnostic d'anévrysme poplité droit. Il fut traité par la compression directe à l'aide d'une bande de caoutchouc. On fit une série d'applications qui n'eurent d'autres résultats que de déterminer des douleurs atroces et de transformer l'anévrysme circonscrit, en un anévrysme diffus.

Quand M. Quénu vit le malade, toute la partie inférieure de la cuisse droite, le creux poplité et la partie supérieure de la jambe étaient le siège d'une vaste tuméfaction animée de battements, et correspondant à la rupture de l'anévrysme poplité. Le pied et la jambe étaient refroidis. L'état général du malade était médiocre ; les artères étaient athéromateuses ; il y avait des troubles urinaires, de l'incontinence d'urine.

Néanmoins, M. Quénu tenta la conservation du membre. Le malade entra rue Bizet. Là, l'examen révéla la présence de phlyctènes sur le talon, et les 4ᵉ et 5ᵉ orteils du membre malade. Il y avait donc déjà des troubles trophiques résultant de l'anévrysme rompu et indépendants de toute intervention opératoire.

Opération. — M. Quénu fit une longue incision médiane sur la tumeur. Dans un premier temps, il fit la ligature de la fémorale au-dessus et au-dessous de l'anévrysme ; la ligature supérieure fut reportée très haut dans le canal de Hunter. L'opération fut très laborieuse : le sac était difficile à disséquer, et la veine poplitée dut être sacrifiée. Cependant, il y eut peu de sang perdu.

Les suites opératoires furent bonnes pendant les 10 premiers jours. Le pied et la jambe qui étaient complètement refroidis se réchauffèrent et la circulation reparut.

Mais bientôt, au niveau des phlyctènes antérieurs apparurent de petites taches grisâtres et 15 jours après l'opération, les dernières phalanges des deux orteils malades furent éliminées.

Le malade quitta la rue Bizet, malgré les recommandations formelles de M. Quénu ; il retourna chez lui, les pansements cessèrent d'être faits d'une façon régulière et antiseptique.

Il en résulta un peu d'infection qui fut suivie de gangrène de tout le pied. M. Quénu fut appelé en toute hâte ; il se contenta de supprimer l'organe sphacélé sans faire d'amputation régulière, et de faire de larges débridements au niveau de la jambe.

L'amputation fut régularisée ultérieurement, et le malade guérit.

## Observation XXXII

### (Lenger. — *Hôpital des Anglais de Liège*. Bruxelles, 1893)

#### (Cité in Delbet, 1895)

Anévrysme poplité. — Rupture du sac sans cause. — Anévrysme de petit volume.
Extirpation du sac : Guérison.

## Observation XXXIII

### Anévrysme poplité rompu

#### (Scriba. — *Deutsch. Zeitsch für chirur.*, 6 oct. 1885)

#### (Cité in Delbet 1889)

M. Akikura, 38 ans, se présente le 29 août 1881 à la clinique de Tokio. Il est très affaibli, ses sommets sont suspects, masses ganglionnaires tuberculeuses du cou. La jambe gauche est fléchie à 130° sur la cuisse ; le contour du genou est presque doublé. Douleurs vives. On trouve dans le creux poplité une tumeur molle, élastique, presque fluctuante par place, qui paraît adhérente aux os et aux muscles. L'absence de battements et de souffle rend le diagnostic difficile. Une ponction ne donne issue qu'à du sang. Ayant obtenu du malade l'autorisation de faire l'amputation ou la désarticulation, l'auteur opère, après avoir placé la bande d'Esmarch. Il s'agit d'un anévrysme rompu. Les caillots étant enlevés, on dissèque le sac devenu gangréneux, on lie au fur et à mesure tous les vaisseaux qui se présentent. Ils sont au nombre de onze. « Sous l'influence de la compression, plusieurs muscles sont devenus gangréneux; la face postérieure du fémur jusqu'à son milieu, celle du tibia dans une étendue un peu moindre, sont dépourvues de périoste, irrégulières, nécrosées. La partie postérieure de la capsule articulaire est détruite, si bien qu'on voit à nu les cartilages. Les deux jumeaux sont sphacélés dans une grande étendue, et je dus les réséquer partiellement jusqu'au niveau du mollet, en même temps que d'autres parties musculaires également gangréneuses. La gaine des nerfs sciatique et tibal postérieur est sphacélée sur une étendue de 16 centimètres, et les nerfs eux-mêmes, très atrophiés, sont d'un gris verdâtre. Je résèque une partie de la gaine, je gratte les os avec la cuillère tranchante, et je désinfecte le tout avec une solution de chlorure de zinc ». Toutes les parties sont saupoudrées avec 1 gramme d'iodoforme; la plaie, qui avait 30 centimètres d'étendue, est suturée, une contre-ouverture ayant été faite au niveau du mollet.

Pansement antiseptique. Après quelques accidents fébriles, le malade guérit parfaitement; il commençait à marcher, quand deux mois après il succombe aux progrès de sa tuberculose pulmonaire.

### Observation XXXIV

#### Anévrysme poplité diffus traité par l'excision

(Littlewood. — *British medical Journal*, t. I, 1897, p. 1161).

Homme de 37 ans, entré à l'hôpital le 8 février 1897. Porteur d'un volumineux anévrysme poplité diffus.

Le malade avait éprouvé un peu d'engourdissement dans le jarret droit six semaines auparavant. Puis la tumeur augmenta rapidement de volume et devint le siége de douleurs vives.

L'opération fut faite le 17 février.

Tous les caillots furent enlevés, et la portion anévrysmale du vaisseau réséquée.

Aucune douleur après l'opération. Cicatrisation rapide de la plaie. Le malade quittait l'hôpital le 16 mai et marchait sans aucune gêne.

## Observation XXXV

### Anévrysme de l'artère fémorale droite. Rupture du sac. Extirpation. Guérison

(Stinson. — in *New-York Medical Journal*, 1891, t. LIII, p. 311)

(Cité in Delbet. 1895)

X. 39 ans, entre au New-York Hospital le 8 janvier. Une semaine auparavant il remarqua pour la première fois une tumeur sur le côté interne de la cuisse droite, tumeur qui augmenta assez rapidement de volume et devint douloureuse.

A son entrée à l'hôpital on trouvait une tumeur globuleuse occupant la partie interne de la cuisse droite au niveau du tiers moyen et d'une partie du tiers supérieur, ayant environ six pouces de diamètre. A son niveau, expansion très nette, avec pulsations et souffle à l'auscultation ; la peau était indemne. Le pouls était facilement senti au niveau du cou de pied.

Diagnostic : anévrysme artériel de la fémorale rompu.

Les jours suivants, douleurs considérables dans la cuisse.

Température oscillant entre 101 et 104 (F).

12 Décembre, opération. L'artère fut mise à nu juste au dessus de la limite supérieure de la tumeur, et liée au catgut.

Alors on fit une incision longitudinale sur le centre de la tumeur, qui donna accès dans une cavité irrégulière du volume des deux poings, remplie de sang liquide et de caillots.

Après avoir vidé la poche de son contenu, on arriva sur l'anévrysme du volume d'un gros marron. On dénuda l'artère au-dessous de lui, et on la lia au catgut. Puis le sac fut dissé-qué, isolé de la veine de bas en haut, enfin sectionné avec un demi pouce de l'artère sous-jacente. Les moignons artériels furent liés à nouveau par sûreté et on fit une contre ouverture pour drainer ; on sutura.

Suites opératoires bonnes. Guérison complète.

L'anévrysme était sacciforme ; communiquait avec l'artère par une ouverture ovalaire d'un demi pouce de long sur le côté externe du sac, qui présentait une rupture de un quart de pouce de longueur.

### OBSERVATION XXXVI

### Rupture d'un anévrysme de l'artère fémorale superficielle

(WATSON-CHEYNE. — *British Med. Journal* 1892, t. I, p. 271)

(Cité in Delbet, 1895)

A. C., 29 ans, journaliste, entre au King's College Hospital le le 14 octobre 1890. Antécédents héréditaires bons. Syphilis il y a environ 12 ans.

Six mois avant son entrée, il fait une chute de bicycle et se blesse aux deux jambes, surtout la gauche. Six mois après il remarque une petite tumeur pulsatile vers le milieu de la cuisse gauche, qui augmente peu à peu sans le faire souffrir. 4 jours avant son entrée il est bousculé dans une foule, et éprouve en rentrant chez lui une douleur brusque très vive dans la cuisse gauche qui ne tarde pas à augmenter de volume. A son entrée on trouve une tumeur assez volumineuse à la face interne et externe de la cuisse gauche mesurant 8 pouces 1/2 de long sur 6 pouces 1/4 de large, remontant en dedans vers la fesse en s'étendant aussi vers la moitié de la face postérieure de la cuisse. A son niveau expansion manifeste, souffle systolique. La peau présente par place une coloration jaunâtre, pas d'œdème de la jambe. Les tibiales battent normalement. Pas d'induration des artères péri-phériques.

Etat général du malade assez bon. Ulcère de la jambe

droite. Epanchement rhumatismal dans le coude droit avec hypertrophie de l'olécrane, sans épaississement de la synoviale.

Opération le 15 octobre. L'artère fémorale est comprimée par un assistant. On fait une incision sur la tumeur anévrysmale suivant le trajet de l'artère fémorale superficielle. L'artère est découverte juste au-dessus du sac; elle est un peu dilatée; on pose une ligature. Puis le sac est incisé et vidé des caillots qu'il contient.

La plaie anévrysmale étant largement ouverte, on diminue la compression fémorale; le sang coule abondamment du bout inférieur. L'artère est alors dénudée au-dessous et liée.

On trouve dans le tissu cellulaire environnant une grande quantité de caillots qui sont enlevés. Le sac est réséqué; il s'était rompu en bas et en dedans.

Suture de la plaie, sans drainage, une des extrémités de l'incision est laissée béante.

Suites opératoires bonnes. La jambe devient chaude assez rapidement; légère crampe intermittente.

Le 26 octobre les pulsations sont senties nettement dans la tibiale postérieure. Un peu de liquide sanguinolent s'écoula par l'extrémité de la plaie.

Le malade sortit de l'hôpital le 19 novembre, capable de faire une courte promenade sans aucune gêne.


## OBSERVATION XXXVII

(GIRARD. — *Report. Surgical General Army.* Washington. 1885-86)


Anévrysme diffus d'une des branches de l'artère humérale près de l'articulation du coude.

Traité par l'extirpation du sac. Guérison.


Dans les neuf observations d'anévrysmes rompus que nous venons de rapporter, l'extirpation du sac a amené la guérison sans accidents.

Dans les 3 cas de M. Quénu, les malades ont pu être suivis longtemps après leur opération :

3

TABLEAU III    Anévrysmes rompus traités par l'Extirpation

| Nos | INDICATIONS BIBLIOGRAPHIQUES | SIÉGE | EXTIRPATION | RÉSULTATS |
|---|---|---|---|---|
| 29 | Quénu 1893............ | Iliaque ext. (volum.) | Extirpation................ | Guérison. |
| 30 | Quénu 1897............ | Poplitée .......... | Extirpation................ | Guérison. |
| 31 | Quénu 1899............ | Poplitée .......... | Extirpation................ | Guér. dél. de gang. av. op. nécessite amp. du pied. |
| 32 | Lenger 1893 .......... | Poplitée .......... | Extirpation................ | Guérison. |
| 33 | Scriba 1885........... | Poplitée .......... | Extirpation, gangrène du sac | Guérison. |
| 34 | Littlewood 1887...... | Poplitée .......... | Extirpation................ | Guérison. |
| 35 | Stimson 1891 ......... | Fémorale .......... | Extirpation................ | Guérison. |
| 36 | Cheyne 1893.......... | Fém. sup.......... | Extirpation................ | Guérison. |
| 37 | Girard 1885........... | Humérale .......... | Extirpation................ | Guérison. |

OBSERVATION XXIX. — La guérison était parfaite puisque le malade qui était clown au Nouveau Cirque, a pu reprendre ses exercices sans éprouver aucun inconvénient.

OBSERVATION XXX. — Opéré le 4 décembre 1897, O. F. écrivait le 23 juin 1898, à M. Quénu. « Depuis mon opération je me porte très bien, ma jambe va à merveille ; je sens seulement un peu d'engourdissement dans la jambe quand je marche très vite ».

OBSERVATION XXXI. — Les troubles trophiques existaient avant toute intervention, et il est probable que si le malade avait écouté le conseil qu'on lui donnait, et n'avait pas quitté la maison de santé, la gangrène n'aurait pas fait les progrès qui ont nécessité l'amputation. Le malade fut suivi d'ailleurs par M. Quénu qui put constater la guérison radicale de l'anévrysme.

Nous n'avons pu nous procurer d'autres détails sur le cas rapporté OBS. XXXVII, le journal n'existant pas à la Bibliothèque de la Faculté.

Enfin dans l'OBS. XXXIII que Delbet rapporte dans son mémoire, le malade était guéri de son anévrysme quand il succomba aux progrès de sa tuberculose pulmonaire. « N'est-il pas incontestable, ajoute Delbet, qu'avec de pareils désordres, aucune autre méthode n'aurait pu guérir ce malade. »

# COMPARAISON DE LA VALEUR RELATIVE
## DE LA LIGATURE, L'INCISION, L'EXTIRPATION

Nous ne disposons il est vrai, pour juger de la valeur de ces méthodes, que d'un petit nombre d'observations.

Néanmoins, l'étude que nous avons faite de celles-ci va nous permettre de mettre en évidence les avantages et les inconvénients de chacun de ces modes de traitement.

Comme l'ont dit Delbet et Quénu, il faut se placer, pour apprécier la valeur d'une méthode de traitement des anévrysmes au triple point de vue de la mortalité, de la gangrène et des qualités de la guérison.

Nous ferons remarquer d'une part que nous éliminons les observations antérieures à 1880, et celles où l'échec n'est pas imputable à l'opération; d'autre part, que ces trois méthodes ont été appliquées chacune dans des cas d'anévrysmes siégeant sur la poplitée, la fémorale, l'iliaque externe.

En ce qui concerne la mortalité, question qui prime toutes les autres, la supériorité de l'extirpation est évidente, puisque sur les 9 cas dans lesquels elle a été employée il n'y a eu que des guérisons.

|  | Siège | | Guérisons |
| --- | --- | --- | --- |
| | Poplitée .... | 5 | 5 |
| 1<sup>e</sup> Extirpation | Fémorale.... | 2 | 2 |
| | Iliaque ext... | 1 | 1 |
| | Humérale ... | 1 | 1 |
| | | 9 | 9 |

|  | Siège | | Guérisons complètes | Guérisons imparfaites | Morts |
| --- | --- | --- | --- | --- | --- |
| | Poplitée .... | 3 | 1 | 2 | » |
| 2<sup>e</sup> Ligature | Fémorale.... | 6 | 2 | 3 | 1 |
| | Iliaque ext... | 2 | » | » | 2 |
| | Axillaire .... | 2 | » | 1 | 1 |
| | | 13 | 3 | 6 | 4 |

|  | Siège | | Guérisons | Morts |
| --- | --- | --- | --- | --- |
| | Poplitée .... | 2 | 2 | » |
| 3<sup>e</sup> Incision | Fémorale.... | 2 | 1 | 1 |
| | Iliaque ext... | 1 | » | 1 |
| | | 5 | 3 | 2 |

Maintenant, si l'on examine la qualité des guérisons données par la ligature à côté de celles données par l'extirpation, on retrouve la même supériorité de cette méthode à la suite de laquelle on n'observe ni persistance de tumeur, ni phénomènes inflammatoires, ni hémorragies secondaires.

L'incision a déjà, comme nous l'avons montré, cet avantage sur la ligature de permettre l'évacuation de l'hématome. Elle supprime ainsi une tumeur qui comprime les organes voisins, et qui diminue la vitalité des tissus, créant une cause d'infection secondaire, d'hémorragie et de gangrène. C'est là le plus gros reproche qu'on puisse faire à la ligature; c'est là l'avantage de l'incision.

Mais avec cette dernière méthode, on laisse dans la plaie une poche anévrysmale rompue, dont les parois sont souvent déjà enflammées, d'où une cause de suppuration et de guérison imparfaite.

Quant à la gangrène, aucun des cas que nous rapportons ne nous permet de juger de la valeur de ces méthodes à ce point de vue. Cependant les statistiques faites sur le traitement des anévrysmes ordinaires prouvent la fréquence relative de la gangrène à la suite de la ligature. C'est également la conséquence la plus grave qu'entraîne la rupture : dans les observations xxvi et xxxi on la voit survenir rapidement avant toute tentative de traitement. Dans plusieurs cas que nous avons trouvés dans la littérature médicale, elle amena la mort ou nécessita l'amputation. (1) Il nous est permis de

(1) Buchanan. *British. M. J. t. II.*
    Browse. *Lancet.* 1876.
    Tuffier. *La Clinique.* Bruxelles 19)).

penser que cette redoutable complication serait moins fréquente après l'extirpation.

Pour Quénu il paraît évident, comme à Delbet, que la cause la plus importante de gangrène est moins l'interruption de la circulation dans le tronc artériel principal que l'oblitération en détail, par les caillots emboliques des branches artérielles. C'est pourquoi dans les cas ordinaires, l'extirpation en supprimant le foyer d'embolies est supérieure aux autres méthodes.

Dans les ruptures anévrysmales, surtout dans les ruptures brusques, apparaît une nouvelle cause de gangrène, comme dans les cas de rupture artérielle.

« Dans ces hématomes, qui restent souvent en communication avec l'artère, la pression est égale à celle de l'artère elle-même, qui est en général la plus grosse du membre, celle par conséquent dans laquelle la pression est la plus élevée. L'énorme poche transmet cette pression aux tissus voisins; elle comprime les artères accessoires des membres, et empêche la circulation collatérale de s'établir (1) ».

L'extirpation, en supprimant le sac et en évacuant l'hématome, réduit donc au minimum les risques de gangrène.

Enfin, un dernier avantage des méthodes directes sur la ligature est de permettre de se rendre compte exactement du siège de l'anévrysme. C'est ainsi que dans l'Observation IV, Bradley aurait sans doute pu sauver son malade si, en intervenant directement sur la tumeur, il avait constaté que l'anévrysme siégeait sur le tronc des circonflexes.

---

(1) DELBET. *Traité de chirurgie.* T. IV.

Ainsi dans les anévrysmes rompus des membres, les trois méthodes que nous venons d'étudier doivent être envisagées au point de vue du traitement de l'anévrysme et de sa complication, la rupture.

Pour l'extirpation nous retrouvons ici les avantages que présente déjà cette méthode dans le traitement des cas ordinaires :

Elle expose moins aux hémorragies secondaires.

Elle expose moins à la gangrène.

Elle est plus efficace.

La guérison est plus parfaite.

Elle constitue la cure radicale de l'anévrysme.

Dans les cas d'anévrysmes rompus elle a également sur la ligature et l'incision, l'avantage, en évacuant l'hématome :

De supprimer un foyer d'infection secondaire.

De réduire par suite au minimum les risques de gangrène.

D'éviter les hémorragies secondaires.

Nous pouvons donc dire que l'extirpation est la méthode de choix, puisqu'elle est le traitement de l'anévrysme et de sa complication.

Nous venons de juger la valeur de ces méthodes en général. Si on considère les résultats fournis, suivant le siège de l'anévrysme, on voit que l'extirpation est supérieure en particulier dans le traitement des anévrysmes iliaques.

Les deux autres méthodes ont donné de mauvais résultats ; et d'ailleurs il est reconnu que la ligature dans les anévrysmes ordinaires de l'iliaque externe est absolument funeste.

Sans doute c'est une opération difficile, nécessitant

du sang-froid et une grande habileté ; mais la belle observation de Quénu montre que cette opération est possible et qu'elle peut donner de beaux résultats.

Quant aux anévrysmes rompus dans une articulation, nous n'avons pu trouver, tant en France qu'à l'Etranger, que les cas signalés par Delbet dans ses statistiques.

Sauf le cas rapporté OBSERVATION XXIV, les autres ont nécessité l'amputation immédiate, sans qu'on ait songé à pratiquer une autre intervention (1).

Et à ce sujet Delbet déclare : « Quand l'anévrysme est ouvert dans l'articulation, tous les auteurs admettent que l'amputation est la seule ressource. Avant d'en venir à cette extrémité il faudrait, à mon avis, tenter l'extirpation et vider la synoviale ouverte, de tout le sang qu'elle contient ».

Tels sont les avantages que présente l'extirpation dans le traitement des anévrysmes artériels rompus des membres.

Loin de nous la pensée de prétendre que cette méthode doive être employée dans tous les cas : rien n'est absolu en médecine. Mais nous croyons qu'aujourd'hui, en présence d'un accident aussi grave, il faut recourir à la méthode de traitement qui donne au malade le plus de chances de guérison parfaite.

Nous terminerons ce travail en mettant en évidence certains points de la technique de l'extirpation du sac dans le traitement des anévrysmes rompus.

Une première condition à réaliser, c'est une asepsie parfaite. C'est la condition essentielle de toute opération

---

(1) WHITEHEAD. *Lancet* 1883. et *Henop. Deutsch. Zeit. f. Chir.* 1889. Delbet. *Loc. cit.*

chirurgicale, mais qui est particulièrement importante
ici.

On opère dans des tissus dont la vitalité est dimi-
nuée; les parois du sac sont déchirées et sont souvent
le siège de phénomènes inflammatoires ; il y a là un
milieu propre à l'infection secondaire. Il est donc nécessaire d'opérer dans l'asepsie la plus parfaite; et à plus
forte raison s'il s'agit d'un anévrysme rompu dans une
articulation.

Un deuxième point à noter c'est la difficulté de la
dissection. Elle existe déjà dans les cas ordinaire, où le
sac a contracté des adhérences avec les organes voisins
dont les rapports sont modifiés. Après la rupture, les
tissus sont infiltrés de sang, les caillots adhèrent de
toute part, et les organes sont parfois difficiles à retrou-
ver dans la plaie. Routier, dans son observation, note
cette adhérence des parois du sac rompu, et l'impossi-
bilité dans laquelle il se trouva de pratiquer l'extirpation.

Dans un premier temps on fait la ligature de l'artère
immédiatement au-dessus et au-dessous du sac.

Dans un deuxième temps après avoir nettoyé avec
grand soin la plaie à l'aide de compresses stérilisées,
on procède à la dissection.

Or, ce qui est important, c'est moins la dissection du
sac, que celle des organes qu'on veut ménager. On
doit aller avant tout à la recherche des troncs nerveux.
Dans le creux poplité en particulier, où la tumeur en
se développant se coiffe de la veine et du nerf sciatique
poplité interne, on doit aller chercher ce nerf assez
haut, là où il est facilement accessible, on l'isole avec
soin de ses adhérences à la poche, et on le suit le plus
loin possible. Le nerf sciatique poplité externe est plus

facile à isoler. Les mêmes considérations s'appliquent aux autres régions : à la cuisse, il n'y a guère que le nerf saphène interne qu'on doit ménager.

Les nerfs, une fois disséqués, on cherchera à isoler la veine. Le plus souvent ce vaisseau adhère intimement au sac, dans lequel il faut tailler pour l'isoler. Son sacrifice, comme on l'a montré, n'entraîne pas les accidents qu'on lui avait autrefois attribués. Quénu l'a enlevée dans plusieurs cas, et on peut dire que sa résection n'entraîne aucun trouble circulatoire.

# CONCLUSIONS

1° La rupture des anévrysmes artériels des membres est un accident grave entrainant la gangrène dans la plupart des cas et nécessitant rapidement un traitement chirurgical.

2° Les anévrysmes rompus peuvent être traités par l'incision, la ligature et l'extirpation du sac.

3° L'incision employée dans 5 cas a donné :

  2 morts ;

  3 guérisons ;

4° La ligature employée dans 13 cas a donné :

  4 morts ;

  3 guérisons complètes ;

  6 guérisons imparfaites ;

5° L'extirpation employée dans 9 cas a donné :

  9 guérisons.

6° L'extirpation du sac est donc supérieure aux deux autres méthodes : aux avantages qu'elle présente déjà dans le traitement des anévrysmes ordinaires, elle ajoute celui d'évacuer l'hématome dont la présence diminue la vitalité des tissus et constitue une cause d'infection secondaire et par conséquent de gangrène.

L'extirpation est à la fois le traitement de l'anévrysme et de la complication.

Elle est donc la méthode de choix.

7° L'extirpation dans le traitement des anévrysmes rompus des membres, consiste à réséquer le sac et à débarrasser les tissus du sang épanché et des caillots.

L'opération doit être faite dans des conditions d'asepsie parfaite.

Dans un premier temps, on fera la ligature du vaisseau immédiatement au-dessus et au-dessous du sac.

Dans un deuxième temps, après avoir évacué l'hématome, on procédera à la dissection du sac. Cette dissection est plus difficile que dans les anévrysmes ordinaires par suite de l'infiltration des tissus.

On devra faire moins la dissection du sac que celle des organes qu'on veut ménager, en particulier des troncs nerveux.

La veine peut être réséquée sans amener le moindre trouble circulatoire.

# BIBLIOGRAPHIE

ANDERSON. — *British med. Journal*, 1890, t. I.

AUNIS. — *Thèse*, Bordeaux, 1894. Traitement chirurgical des anévrysmes des membres.

ANNANDALE. — *British med. Journal*, 1880, t. I.

BRADFORT. — *Boston med. and. surg. Journal*, 1891, cxxv.

BRADLEY. — *British med. Journal*, 1877, t. II.

BOURGUET. — *Gazette des Hôpitaux*, 1862, xxxv.

BAKER. — *Lancet*, London, t. I, 1884.

P. BROCA. — *Anévrysmes et leur traitement*, Paris, 1856.

BARWELL. — *Encyclopédie internationale de chirurgie*, t. III, 1884.

CARROL. — *Med. Rec.*, New-York, 1885, t. I.

W. CHEYNE. — *British medical Journal*, 1892, t. I.

COMTE. — *Thèse*, Lyon, 1885.

*Congrès Français de chirurgie*, 1889-1895.

*Compendium de chir. pratique*, 1851, t. II.

PIERRE DELBET. — *Traitement des anévrysmes externes*, 1889.

PIERRE DELBET. — *Traité de chirurgie*, t. IV.

PIERRE DELBET. — *Neuvième Congrès de chirurgie*, 1895.

DELORME. — *Gazette hebdomad.*, 1879.

FOLLIN. — *Traité de pathologie externe*, t. II, 1867.

GIRARD. — *Report surgical général Army*, Washington, 1885-86.

GOULEY. — *New-York med. journal*, 1885, t. 41.

HOLMES. — *Bristish. med. journal*, 1874, t. I.

KNOX. — *Glascow med. journal*, 1888, t. XXIX.

KOPFSTEIN. — *Wiener Klinische Rundschau*, 1893.

LARGEAU. — *Archives générales de médecine*, 1885.

LAWSON. — *Lancet*, London 1890, t. II.

LECLERC. — *Archives de méd. navale*, Paris 1886, XLV.

LE FORT. — *Dictionnaire encycl. des Sc. méd.* 1867.

LITTLEWOD. — *British. medical, journal*, 1897, t. I.

MARSH. — *Transaction clinical Soc.* London 1882.

MAC CARTHY. — *Lancet.* London 1881, t. I.

MACNAMARA. — *Lancet.* London 1890, t. II.

MICHAUX. — *Traité de chirurgie*, t. II.

MOQUIN. — *Gazette méd. de Lyon*, 1866, XVIII.

MOORHEAD. — *Med. Press. et Circular.* London, 1881, XXXII.

MOLLIÈRE. — *Congrès Français de Chirurgie*, 1889.

PUTIATYCKI. — *Inaugural Disser*, Berlin, 1880.

QUÉNU. — *Société de chirurgie*, 1893, nov.

QUÉNU. — *Bulletin de l'Académie de médecine*, déc. 1894.

QUÉNU. — *Progrès médical*, 1894, déc.

*Revue de chirurgie de Paris*, 1888-89.

RECLUS. — *Cliniques chirurgicales de la Pitié*, 1894.

RICHET. — *Dictionnaire de méd. et chir. prat.*, 1865.

ROUTIER. — *Société de chirurgie*, 1900, p. 836.

SCRIBA. — *Deutsch Leitsch für chir.*, 1885.

SOUTHAM. — *British med. Journal*, 1883, t. II.

STIMSON. — *New-York med. Journal*, 1891.

TILLAUX. — *Société de chirurgie*, 1900, p. 473.

TILLAUX. — *Gaz. des Hôpitaux*, 1864.

WEISS. — *Revue médicale de l'Est*, 1881, t. XX, p. 708.

YOUNG. — *Med. News*, 1891, t. LIX.




Sens. — Imp. MINIAM, 1, rue de la Bertauche

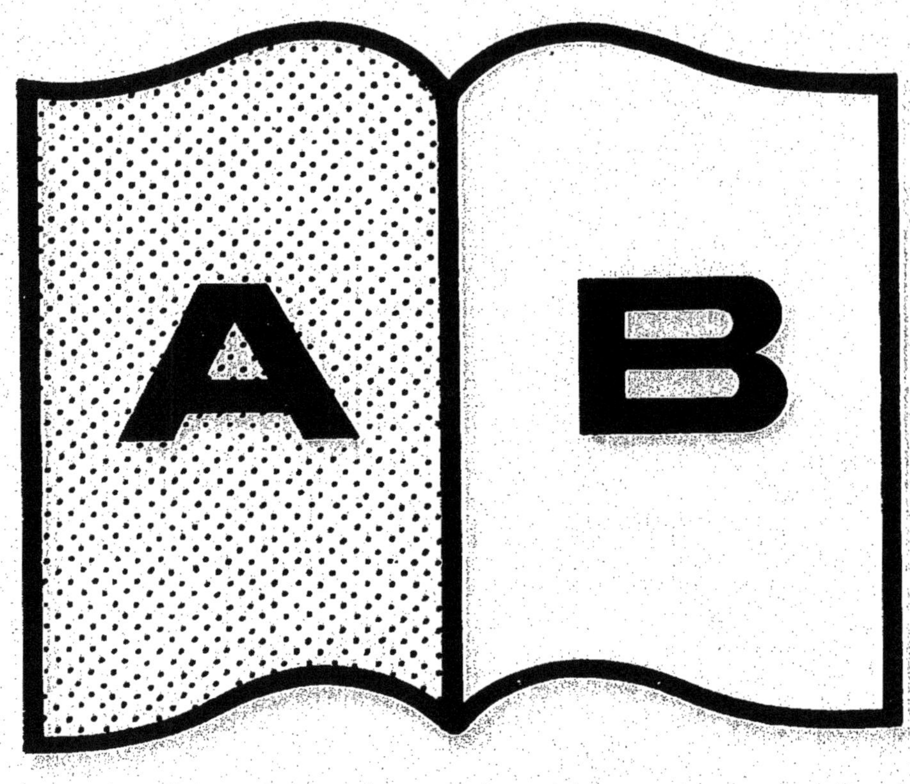

Contraste insuffisant

**NF Z 43-120-14**